Los Colores de la Salud

William Campbell Douglass II, MD

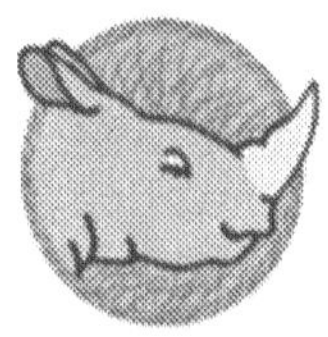

Rhino Publishing, S.A.

Los Colores de la Salud

ISBN 9962-636-57-4

Ilustración de portada por
María Luisa Gutiérrez
y
Alex Manyoma (alex@3dcity.com)

Sírvase visitar el sitio de Internet
para conocer sobre otras publicaciones del
Dr. William Campbell Douglass II, MD
www.rhinopublish.com

El boletín informativo sobre medicina alternativa
del Dr. Douglass está disponible en el sitio
www.realhealthnews.com

RHINO PUBLISHING, S.A.
World Trade Center
Panamá, República de Panamá
Correo de voz / Facsímile
Internacional: +416-352-5126
Norte América: 888-317-6767

Tabla de Contenido

Introducción

*"Dentro de la luz y el color olvidados,
existe un poder superior al de las drogas
y los sueros."*

> — Kate W. Baldwin, M.D., 1927

"¡Está loco!"
"¡Debe ser un charlatán!"
"¿Quién le dio a este tipo su licencia médica?"
"¡Es un caso perdido!"

En caso de que se esté preguntando, éstas son las reacciones que probablemente obtenga si le muestra a su doctor este informe. Reconozco que la idea de sanar muchos padecimientos comunes simplemente exponiéndolos a luces de colores suena exagerado, pero cuando estudie la evidencia, estará de acuerdo que el color es realmente un acontecimiento médico sorprendente.

Cuando escuché estas historias por primera vez, reaccioné de forma muy parecida. Pero la evidencia me convenció de que debía utilizar la terapia de colores en mi práctica. Mis resultados fueron realmente asombrosos. He aquí tan solo un ejemplo: Una mujer croata, la cual fue llevada por su hijo, quien servía de interprete, tenía una úlcera del tamaño de un dólar de plata a un costado de su pierna, debajo de la rodilla. Medía una pulgada de profundidad y estaba llena de pus.

Ella me contó acerca de cinco largos y terribles años de tratamientos infructuosos para la úlcera abierta en su pierna. Ella había intentado todo: Emplastos, ungüentos, pociones y antibióticos, pero nada funcionaba.

Inclusive, los doctores habían operado (debridamiento, por ejemplo, raedura) durante un año sin resultados evidentes. Para el momento en que esta mujer me visitó, la familia estaba desesperada y dispuesta a intentar lo que fuera. Habían escuchado que yo utilizaba una extraña terapia de luz y querían darme una oportunidad.

Tratamos la úlcera con un color añil y, después de que nos aseguramos que su hijo había entendido la técnica, hicimos que él la tratara en casa durante una hora, dos veces al día. En unos días, nuevos crecimientos de piel comenzaron a cubrir la úlcera abierta y después de una semana ya no sentía dolor. ¡Regresaron a verme seis semanas después con la úlcera cerrada casi en su totalidad!

Se que es difícil de creer, pero la terapia de colores realmente funciona y no solamente para heridas externas. También funciona para padecimientos internos a los que la medicina moderna solamente arroja drogas inservibles y cirugía. Si aún le cuesta trabajo creerme, siéntese y escuche la siguiente historia.

Capítulo 1

Donde todo comenzó

Dinshah Ghadiali, un joven médico indostan, recién graduado, fue despertado en medio de la noche por un fuerte golpe en su puerta. Un niño descalzo había sido enviado por su señora, una prominente mujer de la ciudad, para buscarle y llevarlo hasta ella. El niño con ojos bien abiertos y la respiración entrecortada, dijo que su señora seguramente estaba muriendo y Dinshah debía regresar con él inmediatamente. Se vistió, montó su bicicleta y viajo rápidamente a través de la noche tropical.

La mujer padecía de "colitis" severa, probablemente cólera, y difícilmente podía hablar. "Dinshah", le susurró, "por favor sálveme; voy a morir." La señora había consultado a los mejores profesores de la ciudad, como lo hubiera hecho cualquier mujer de su clase social, aún conociendo la reputación de Dinshah como un prominente joven sanador. Habían una gran cantidad de medicamentos tóxicos, incluyendo mercurio (este era el año de 1897) sobre su mesa de noche. La mujer realizaba 50 movimientos intestinales diarios, sin duda alguna, empeorados por las panaceas suministradas por los profesionales conocidos por Dinshah como superiores. Dinshah pensó que estaba claro que si no se hacía algo drástico y poco ortodoxo esta mujer moriría.

Este cuarto con poca iluminación, con una prominente paciente muriendo frente a él, Dinshah fue invadido por un sentimiento de pánico y desesperanza. Si reunía todo su valor para hacer lo que se necesitaba hacer – retirarle los medicamentos que la estaban matando e intentar un método diferente y poco ortodoxo – sería culpado por su muerte. Dinshah contaba con una combinación desafortunada de virtudes para cualquier doctor que quisiera practicar la medicina y "ser aceptado", y al mismo tiempo, hacer lo que el creía era lo correcto para sus pacientes: Era obstinado, honorable y valiente. Hizo lo que sintió debía hacer.

Mientras el niño miraba con ojos bien abiertos, Dinshah barrió con todas las medicinas que estaban sobre la mesa de noche y las arrojó al cesto de la basura. Le ordenó a su paciente beber solamente agua y rápidamente se dirigió hacia la puerta, diciendo que regresaría con el remedio para curarla, sabiendo en el fondo de su corazón y diciéndose a si mismo: "Soy un charlatán miserable – solamente la intervención divina puede salvar a esta mujer."

Dinshah caminaba rápidamente en medio del oscuro aire de la mañana. Parecía existir una breve promesa de un día soleado que causaba siluetas fantasmales sobre los árboles del Este. Escudriño su memoria, su lista de antiguos conocimientos hindúes y su catecismo médico. El nombre del Dr. Edwin D. Babbitt apareció en su mente. "Color", pensó. ¡El poder sanador del color!"

El Dr. Babbitt había escrito en 1876, un tratado acerca del uso de los colores aplicados externamente para el tratamiento de las enfermedades. El trabajo titulado Los Principios de la Luz y el Color, le había fascinado a Dinshah. Había sido depositado en lo más profundo de su mente para ser considerado en un futuro. El futuro era ahora – y esto cambiaría el curso de su vida. Nunca más volvería a ser el mismo.

Más adelante había una construcción en el camino y los trabajadores no habían llegado todavía para apagar las linternas de vidrio de colores utilizadas para prevenir a los carruajes y jinetes sobre los peligros de la excavación y del equipo. Dinshah miró a su alrededor furtivamente, como si fuera un ladrón común, y tomo la linterna más cercana, apagó la luz, y corrió de regreso a la mansión hasta su paciente moribundo.

El joven doctor, con el sudor corriéndole por su cara y respirando intensamente, encendió la lámpara a su máxima intensidad para obtener lo mejor de la luz violeta-azul y bañar con ella el abdomen desnudo de su paciente, quien difícilmente respiraba. Le dio masaje en sus extremidades, le habló suavemente y, con un sentimiento de vergüenza, le dijo que lo peor pasaría pronto y entonces se mejoraría.

Con la aplicación de la luz, el dolor desapareció casi inmediatamente. Dinshah asumió que esto se debía a que estaba muriendo y por esto había sido liberada de su dolor. Sintió que la culpa lo inundaba mientras su paciente lo miraba y le decía: "Gracias por salvarme, Dinshah." La mujer sabía, por sus mensajes corporales internos, algo que Dinshah no sabía: Ella no estaba muriendo, pero regresando a la vida.

Más tarde durante esa mañana, Dinshah podía ver la mejoría que su paciente había sentido horas antes. Animado, tomo de la cocina una botella del mismo color añil, la lleno con leche y la colocó al sol para que absorbiera la energía mágica de lo que ahora estaba convencido había salvado la vida de su paciente. Le dio a beber a su paciente de esta leche y su mejoría se aceleró.

En 24 horas, Dinshah se sorprendió al ver que su paciente se sentó y pidió comida. Para la tarde de este día maravilloso, ya estaba fuera de cama y tomando un baño. Regresó a visitarla al día siguiente, y fue recibido por una paciente radiante y sorprendente que estaba ansiosa de contarle al mundo acerca de la maravillosa cura médica que su joven genio había inventado. Dinshah le hizo prometer que no le diría a nadie lo que había hecho ya que podrían marcarlo como un charlatán y expulsarlo del "clero médico", como él lo llamaba.

Este fue el inicio de una búsqueda de 23 años por el poder sanador de la luz, la cual culminó con un libro de 1000 páginas que cubría sus investigaciones acerca de la formidable habilidad de varios colores de luz, aplicados externamente, para sanar una variedad casi infinita de enfermedades.

Dinshah – "El Rey del Deber"

Ghadiali hablaba 18 idiomas y fue naturalizado ciudadano norteamericano en 1917. Él inventó la máquina de películas sin fluctuaciones, la cual pudo ser la primera de su tipo. Fue nombrado coronel del Servicio Aéreo Policial de por el gobernador de Nueva York, y voló el primer correo policial entre las ciudades de Nueva Cork y Filadelfia. Por su meritorio servicio a la ciudad de Nueva York, el mayor John Hylan le concedió la Medalla de la Libertad en 1919.

Pero la atención de Ghadiali siempre estuvo dirigida a la terapia con luz de color de sus primeros años en India. Siendo los Estados Unidos, la tierra de la libertad y no estando enterrada en el fango de miles de años de conformismo como India, éste resultaba ser el lugar perfecto, pensó él, para continuar su investigación en lo que llegó a llamar el Espectro-Cromo. Fundó el Instituto del Espectro-Cromo en Nueva York, comenzando así una amarga lucha contra las oscuras fuerzas que infestaban la facultad de medicina de cada país del mundo: un deseo inexplicable de humillar y destruir cualquier terapia innovadora que no saliera de los salones de la "acidemia". Cualquier método, justo o amañado, era utilizado para destruir a los descarriados, sin importar sus virtudes y reputación. Sufrió más persecución en los Estados Unidos que en la India colonial inglesa.

Tuvo que defenderse de demandas legales en Oregon, Ohio, Búfalo, Delaware, Washington, D.C., Brooklyn, y dos veces en Nueva Jersey. Estas demandas eran interpuestas por los estados y el gobierno federal, no por los pacientes. Había extendido su conocimiento de la terapia de color por toda la nación a los médicos naturistas y tuvo que ser detenido como ejemplo para otros que pudieran descarriarse.

En el caso de Búfalo, fue acusado de "gran robo" por la profesión médica, respaldada por el estado, porque "el espectro-cromo no podía tener ningún efecto sobre las enfermedades." Con el testimonio de laicos y algunos profesionales, ganó el caso. Pero cuando se lucha contra un enemigo incansable como lo es el gobierno establecido, ganar un caso y establecer un "precedente" no significa nada. Sus enemigos tenían fondos ilimitados y lo perseguirían incansablemente.

En Camden, Nueva Jersey, intentaron deportarlo de regreso a India a pesar de que había sido ciudadano norteamericano durante 17 años y había sido condecorado coronel por el antiguo comandante del Servicio Policial Aéreo de Nueva York. Evitó la deportación luego de probar que era "de la raza blanca y por consiguiente no debía ser deportado."

Perdió todos los otros casos, que resultaron en multas hasta de $20,000 – el equivalente a unos cien mil dólares de hoy – y sirvió un total de 18 meses de cárcel en varias prisiones del país. Todo porque quería que los doctores probasen la terapia de colores externa en sus pacientes.

Su esposa no soportó la privación y le presión mental y lo abandonó regresando a India.

En 1941, su instituto fue servido con una "orden judicial por fraude postal" por el Servicio Postal de los Estados Unidos. Ésta ordenaba a todos los administradores de correo del país, devolver al remitente todo correo dirigido al "ofensor" sellándola con la nota: "Fraudulento. Todo correo para esta dirección es regresado por orden del Administrador General de Correos."

Un misterioso y devastador fuego en 1945 destruyó el edificio principal del Instituto, causando la pérdida de todo su equipo científico, inventos, biblioteca, historiales médicos y equipo de oficina. La pérdida de los historiales médicos perjudicó su defensa en la demanda de Brooklyn, la cual, convenientemente para el gobierno y la profesión médica, llegó a juicio solamente tres meses después del incendio.

En 1947, una demanda iniciada por la Administración de Alimentos y Drogas (FDA, por sus siglas en inglés) resultó en una multa de $20,000, una orden para disolver el maldito Instituto y le ordenaba distanciarse de cualquier forma de promoción del Espectro-Cromo." En una quema de libros tradicional, se le ordenó entregar para su destrucción $250,000 en libros relacionados con el Espectro-Cromo. Como un criminal común, se le dio libertad condicional, la cual si era desobedecida, lo regresaría a la cárcel.

Intrépido, en 1953, al culminar el período de libertad condicional, organizó otra organización para la terapia de colores, el Instituto de Investigación del Espectro Visible". En esta ocasión la

Administración de Alimentos y Drogas, cansada de luchar contra este charlatán, obtuvo una orden permanente por medio de un juez federal, y acabó con él definitivamente.

Tras 35 años, 30 años después de la muerte de Dinshah a la edad de 89 años, la orden aún se mantiene.

Dinshah significa el rey del deber – y ciertamente Ghadiali vivió según lo exigía su nombre. A pesar de que la profesión médica y el gobierno lograron aplastar a este gran hombre como a un insecto bajo una bota, no pueden detenernos a usted y a mi de utilizar las simples técnicas recomendadas; al menos que encuentren alguna forma para prohibir las linternas de mano y los filtros de colores.

Capítulo 2

Los Fundamentos de la Terapia de Colores

Las compañías teatrales utilizan láminas de plástico de varios colores, conocidas como filtros de colores, para producir todos las luces mágicas que se pueden apreciar en los musicales y eventos dramáticos. No existe nada complicado sobre esto; solamente son láminas de plástico, de un color específico, que se colocan sobre las luces que caen sobe el escenario y los actores, para producir el efecto dramático necesario para una escena en particular.

Estos filtros son los que se necesitan para el auto-tratamiento de padecimientos que van desde la depresión hasta la diarrea, desde flatulencia hasta gonorrea, desde migrañas hasta hemorroides, y desde claustrofobia hasta chlohistechia (sic). Puede que esto contenga alguna hipérbole, pero la terapia de colores siempre puede ser utilizada como un aditamento a las terapias tradicionales – y su doctor no tiene que saberlo. Permita que su doctor se lleve todo el crédito; los doctores no obtiene muchos éxitos.

Otra historia increíble

Antes de que explique como puede realizar este simple tratamiento en casa, permítame contarle acerca del increíble caso de la pequeña Grace Shirlow y luego probablemente esté tan convencido como yo sobre el poder de este simple tratamiento.

La pequeña de ocho años de edad Grace Shirlow había sido tan severamente quemada que los cirujanos ya habían perdido toda esperanza de recuperación para ella. La Dra. Kate Baldwin, cirujano en jefe del Hospital de Mujeres de Filadelfia, Pensilvania, aceptó su caso. Esta gran doctora, contrariamente a todo conocimiento médico de su tiempo, y arriesgando su carrera, se convirtió en discípulo de la terapia de colores de Dinshah. Un extracto del artículo de la Dra. Baldwin en la Revista Médica del Atlántico de abril de 1927, es muy revelador y recomiendo que lo lea (Sírvase referirse al anexo). No es un conjunto de verbosidad esotérica, pero lo suficientemente sencillo para que un doctor lo entienda, a pesar de que muy pocos lo han leído.

El problema inmediato de Grace era que estaba próxima a morir por anuria, el cese definitivo de las funciones renales, lo cual es común en casos de quemaduras severas. Hubo un cese total de micción durante 48 horas. La muerte por anuria revoloteaba sobre su lecho. La Dra. Baldwin aplicó el color escarlata sobre los riñones de la niña a una distancia de 18 pulgadas. El resto del cuerpo fue aislado de la luz. Dos horas después la niña produjo ocho onzas de orina.

Grace fue tratada con luz azul en todo su cuerpo después de ser rescatada de las garras de la muerte utilizando el color escarlata. Su dolor desapareció inmediatamente y nunca regresó. Su recuperación fue rápida y, a pesar de varias quemaduras de tercer grado, tiene muy pocas cicatrices.

La Medicina Retrocede

Hoy, casi 70 años después, estamos tan lejos del uso terapéutico de la luz-color, como lo estuvimos en tiempos de esta gran humanista y doctora. La Dra. Baldwin le recalcó a un colega en sus tiempos que "Cerraría su práctica esa misma noche y nunca más la reabriría, si no pudiera utilizar la terapia de colores."

Recuerde que por cada tonto existe una idea médica heterodoxa. El problema está en que es imposible de probar o desaprobar, muchas de ellas. Es por eso que los charlatanes, al igual que los visionarios, son perseguidos de la misma forma por la medicina establecida. Tome como ejemplo la electro-acupuntura, ¿Funciona para ajustar el cuerpo, previniendo así las enfermedades? Si la enfermedad no ocurre, entonces como sabemos qué hizo el tratamiento, si es que hizo algo. Si la enfermedad ocurre, entonces ha probado que el tratamiento no previno la enfermedad en ese caso en particular.

Pero los ejemplos de la ceguera ortodoxa a nuestro alrededor, descubrimientos científicos que obviamente han resultado, pero que fueron rechazados por la ciencia de sus tiempos. En 1903 la revista Scientific American era una publicación científica respetada; aún lo es, pero en 1903 y durante los siguientes cinco años, Scientific American negó que los hermanos Wright hubieran volado en un aparato más pesado que el aire. Era imposible, a pesar de que se contaban con las fotografías y muchas demostraciones públicas de sus vuelos.

A pesar que la reputación de Thomas Edison como un inventor de proporciones geniales estaba bien establecida, fue ridiculizado y humillado por la ciencia establecida de su tiempo cuando anunció que había inventado la luz eléctrica. La demostró en las calles, pero los científicos desprestigiaban las presentaciones atribuyéndolas al mismo diablo. Un prominente químico llamado Henry Morton escribió que se sentía "impulsado a protestar en nombre de la ciencia verdadera." Dijo que "los experimentos de Edison eran un claro fracaso, anunciado a voces como un maravilloso éxito."

A pesar de que está abundantemente claro que la ciencia ortodoxa es extremadamente estrecha de mente y generalmente cerrada a nuevas ideas, esto no significa que deba endosar cada loca idea que surge. En mi opinión, la terapia de colores sobrepasó las arenas de lo extraño y lo no confirmado y entró en el campo de la tangible, como método terapéutico útil. Es tan solo que la mayoría de los doctores no la conocen y, si se les hablara de ella, la rechazarían en primer plano.

El fenómeno del rechazo por la ciencia médica es una tragedia en el caso de la terapia de colores porque prácticamente no tendría costo el comprobarla o desaprobarla. Si usted trata mil casos de apendicitis, por ejemplo, con el agregado de la terapia de colores (por ejemplo, paralelamente con la terapia tradicional), y los mil casos tratados presentaran mejorías significativamente más rápido que aquellos que no recibieron el tratamiento de luz, entonces caso quedaría comprobado.

Capítulo 3

Qué es y cómo hacerlo en casa

Ya es el momento de hacer la pregunta: "¿Qué es lo que está pasando con esta terapia de colores?" Se sabe que la longitud de onda roja penetra la piel hasta una distancia considerable, pero también se sabe que el color azul no lo hace. ¿Cómo puede entonces el color azul tener un efecto en la salud del cuerpo?" Buena pregunta.

La idea de hacer brillar un color específico sobre alguna parte enferma del cuerpo como tratamiento puede sonar absurda a la mayoría, pero piense esto: Los rayos ultravioleta e infrarrojos, ambos parte visible del espectro electromagnético, son ampliamente reconocidas como útiles por la medicina, así que por qué nos debemos sorprender del resto del espectro, por ejemplo, la luz visible, ¿Es útil también? Las aplicaciones de la luz, como ejemplo el color rojo, el cual tiene una frecuencia de 436, 803, 079, 680, 000 oscilaciones por segundo, es una forma de energía al igual que la nota Do alta, la cual tiene una frecuencia de oscilación de 4,096 oscilaciones por segundo. Los rayos X, rayos gamma, rayos delta y el magnetismo son formas de energía oscilatoria. Hasta donde conocemos, el magnetismo tiene la rapidez oscilatoria más alta, la cual es de 18, 446, 744, 073, 709, 551, 616 oscilaciones por segundo. Esto es 18 quintillones, 446 cuatrillones, 744 trillones, 73 billones, 709 millones, 551 miles, 6 cientos y 16 oscilaciones por segundo. Es muy difícil para la mente humana asimilar como puede algo oscilar tantas veces en un solo segundo. Esta es una cantidad muy superior a la oscilación del sonido inaudible (para los humanos) más grave, el cual es tan solo de dos oscilaciones por segundo.

Le estoy arrastrando por medio de todos estos números par ayudarle a comprender los colores que no son lo que usted puede ver, pero lo que en realidad son: Energía vibrante. El doctor promedio, no familiarizado con la terapia de colores, le diría: "Esto no podría tener ningún efecto – es solamente color – no penetra la piel." Pero lo que el doctor promedio no sabe es que el cuerpo humano, al igual que todas las cosas vivientes, tiene un campo electromagnético a su alrededor, y la terapia de luz trabaja con mucha potencia sobre este campo. No tiene que penetrar la piel para tener un efecto.

Con la terapia de colores, lo que usted ve no es lo que usted obtiene (es muy difícil ver la energía). El color amarillo, por ejemplo, es 165 veces más brillante para el ojo humano que un adorable y suave color violeta. Mientras el amarillo tiene un grado de brillo de 1,000, el grado del color violeta es de tan solo seis. El color magenta, un color muy efectivo para ciertas condiciones, es mucho más "débil" en cuanto a su percepción visual se refiere, y solamente tiene una milésima parte del brillo del amarillo. *Lo que usted ve no tiene nada que ver con el efecto* terapéutico de una enfermedad.

La terapia de colores es muy sencilla, no es necesario hacer que los médicos y clínicas la administren. De hecho, una de las razones por las que me agrada la terapia de colores es que le ayuda a tomar cargo de su propia salud.

Para practicar la terapia de colores en casa, todo lo que necesita es una linterna de mano con baterías frescas, filtros de colores (los cuales se adjuntan con este informe), y un poco de paciencia. En cuanto a lo que se refiere a la linterna de mano, no salga y compre un reflector de 2000 vatios porque piensa que si la luz de una linterna de cuatro baterías es buena, la luz de un aparato que podría ser utilizado por los militares para perforar un tanque será mejor. No se preocupe por la fuente de la luz. Desde la luz solar hasta una linterna en un bolígrafo han sido utilizados con éxito. Las linternas de mano cuadradas con agarradera, del tamaño aproximado a una hogaza de pan, es la luz más grande que necesitará para la terapia de colores. *Es la calidad de la luz la que genera el efecto, no la cantidad*. Recuerde que Dinshah trató a su paciente moribundo con una simple lámpara de querosén.

Le recomiendo que compre una linterna con rayo ajustable, como la marca Mag-Lite. Esto le permitirá exponer su cuerpo entero o una región específica con la misma linterna. El único problema con el que se puede encontrar es que este tipo de linternas de mano son redondas y pueden rodar y no quedarse en su lugar cuando se les coloca sobre una superficie dura, lo cual puede remediarse colocando la linterna sobre una almohada.

Las linternas de mano Mag-Lite se presentan en diferentes tamaños; recomiendo que compre la más grande. Las linternas de bolsillo de esta marca pueden funcionarles para exposiciones de áreas específicas, pero he encontrado que su rayo es muy pequeño para exposiciones de cuerpo completo. Cuando expande el rayo a su tamaño máximo, podrá apreciar que el rayo se concentra más en la parte del centro y se hace más débil hacia los extremos. No se preocupe por esto. Recuerde que es la calidad y no la cantidad lo que usted busca.

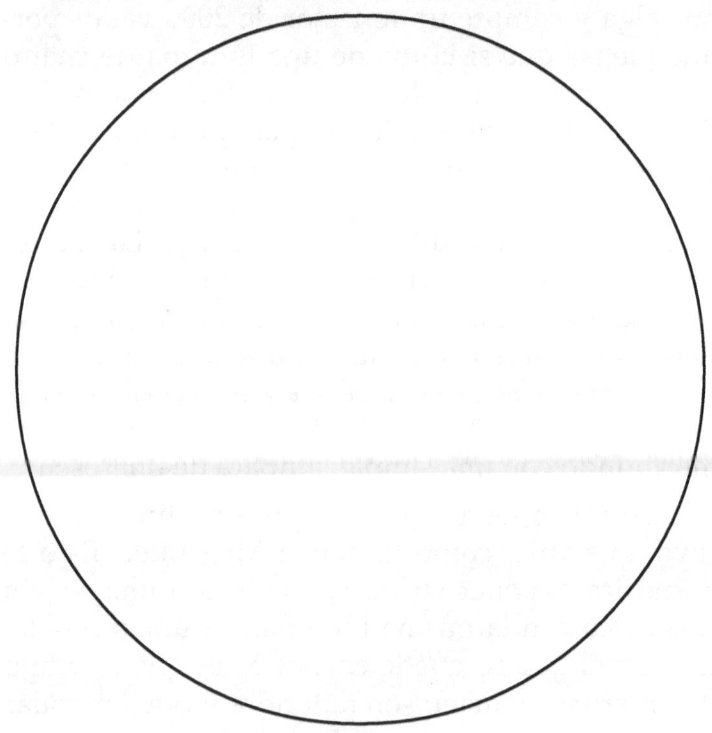

Asegúrese que, cualquiera que sea la marca o estilo de linterna que compre, su lente no sea mayor de cuatro pulgadas de diámetro. Si la lente de su linterna es más grande que el círculo de la página anterior, tendrá que buscar una linterna más pequeña para poder utilizar los filtros que se adjuntan. (Las lentes de las linternas Mag-Lite grandes son solamente de dos pulgadas en diámetro.)

En el pasado, algunas personas han encontrado difícil montar los filtros plásticos frente a la luz. Algunos pacientes han habilitado un aditamento hecho con ganchos de ropa, pero nosotros hemos encontrado una forma mucho más fácil, la cual le explicaré en un momento. Realmente, Ghadiali tenía los instrumentos perfectos para todo esto, pero el gobierno los destruyó con un mazo – para nuestra protección, por supuesto.

Los filtros que adjuntamos con este informe son cuadrados de cuatro pulgadas. En la mayoría de las linternas de mano, la lente plástica se desenrosca del frente de la linterna. Usando la lente como patrón, corte el filtro a la misma medida que el lente con una cuchilla o tijeras (la cuchilla resulta mejor, asegúrese de colocar una buena cantidad de periódicos viejos debajo del filtro para no dañar su mesa – y sea cuidadoso, las cuchillas son extremadamente afiladas). Preste especial atención de no desgarrar o cortar dentro del círculo; desea obtener un corte tan limpio como sea posible. Coloque el filtro sobre la lente y arme nuevamente la linterna. Cuando encienda la linterna, debe observar solamente luz de color. Si así sucede, ya sabe que hizo un buen trabajo.

Si decide utilizar una lámpara en lugar de una linterna de mano, asegúrese de no colocar el filtro muy cerca de la luz (puede ser necesario colocarlo a varias pulgadas de distancia).

Muchas lámparas pueden ponerse muy calientes y quemar los filtros. Si utiliza una lámpara fluorescente fría, quemar el filtro no será un problema. Si los filtros de cuatro pulgadas son muy pequeños, sírvase llamar a nuestro número telefónico para suscriptores (Correo de voz/Facsímile Internacional: + 416-352-5126 Norte América: + 888-317-6767). Aquí podrá obtener ayuda para solicitar filtros hasta de 20" X 24". (Se necesitan dos y medio filtros de este tamaño para cubrir una lámpara fluorescente de techo promedio).

Pautas Generales

Es importante utilizar los colores exactos que Dinshah recomendó. Es decir, si se recomienda el color añil, no utilice el azul o el violeta. Si uno no trabaja como se supone que debe hacerlo, usted o su doctor pueden haber hecho un diagnóstico equivocado, o algún otro color, o combinación de colores, será necesaria. Intente otra cosa; no va a matarse usted mismo, y estará bien mientras esté recibiendo una buena atención médica básica. Lo que usted está haciendo es en adición a lo que su doctor le ha recomendado, no contraria a ella.

Una exposición con un color específico se hace comúnmente en una hora. Puede exponer las partes frontal y traseras. Para algo más específico, como una úlcera en la pierna, no hay que exponer nada más que el área afectada.

Coloque la fuente de luz entre seis y 18 pulgadas del área afectada. Para una exposición de cuerpo entero esto no será posible y tendrá que conformarse con la distancia que sea necesaria para cubrir el cuerpo entero, dependiendo en el mecanismo de luz. Para lesiones específicas, utilizando nuevamente la úlcera como ejemplo, puede concentrar la exposición colocando pantallas alrededor de la fuente de luz (si no utiliza una linterna de rayo ajustable).

La habitación no debe estar completamente a oscuras, pero definitivamente si debe estar sombría. Cualquier otra luz directa, de una lámpara o de los rayos del sol entrando por la ventana, por ejemplo, destruirá los efectos de la exposición. Cuando realizaba terapias de foto-oxidación, la cual requería goteo intravenoso, intentamos realizarlo junto a la terapia de colores. No fue exitosa porque las enfermeras debían observar a los pacientes de forma casi constante y la falta de luz las hacía sentirse incómodas por temor a omitir algo. Preparamos un área aparte como un "cuarto oscuro", para enseñarle a los pacientes como utilizar la terapia, luego ellos la aplicaron en casa. Esto funcionó muy bien.

Capítulo 4

Colores específicos

Lo que usted ha leído hasta ahora es una simplificación del proceso de la terapia de colores. Le voy a brindar algunos tratamientos fáciles de seguir en casa para algunos problemas que, a pesar de que no son una amenaza para la vida, están cargados de trauma para su sistema y para su chequera.

Podrá apreciar que cada uno de los filtros que ha comprado tiene un número. Estos números le ayudarán a crear los colores correctos para su padecimiento específico. (Después de cortar los filtros, asegúrese de seguirle la pista a los números. Necesitará saber cual filtro va con cual número. Recomiendo que se rotulen las porciones cortadas del filtro con un marcador permanente de punto fino. (Si obtiene sus filtros de un estudio profesional de arte o utilería para teatros, estos estarán numerados de acuerdo al color.)

Obtenga los siguientes filtros:

Amarillo	809
Dorado	810
Cereza	818

Rosado	826
Uva	828
Fucsia	832
Azul claro	859
Azul	861
Azul oscuro	866 (este es el azul de Dinshah)
Verde	871
Verde azulado	877

Para poder recrear muchos de los colores de Dinshah será necesario colocar dos o tres filtros juntos al mismo tiempo en su linterna de mano. Para recrear el color especificado, coloque los filtros de la siguiente forma:

Rojo	818, 828
Amarillo	809
Verde	871
Azul	866
Violeta	832, 859, 866
Magenta	818, 828, 866
Anaranjado	809, 828
Limón	809, 871
Turquesa	861, 871
Añil	832, 877
Púrpura	832, 866
Escarlata	810, 818, 861

También puede crear colores "intermedios" si encuentra que algunos de los colores antes descritos son muy fuertes o demasiado débiles. Si, por ejemplo, encuentra que el anaranjado es demasiado potente para un caso en particular, y el amarillo no es suficientemente fuerte, puede intentar con un color intermedio.

Rojo-anaranjado	809, 818
Limón-verde	810, 871
Turquesa-azul	871, 866
Anaranjado-amarillo	809, 826
Verde-turquesa	871, 877

Capítulo 5

Padecimientos específicos

Algunos de los padecimientos listados a continuación requieren que los colores sean utilizados de forma sistemática. Esto significa que se debe exponer el cuerpo entero con ese color en particular.

Esto es muy importante porque sin una hora de exposición a cuerpo entero, muchos de los tratamientos no trabajaran.

Abscesos – Exposición del área afectada con el color añil. Podría necesitar incisión quirúrgica seguida de la exposición al color.

Angina (dolor de pecho debajo del esternón) – Exposición sistemática de la parte frontal del cuerpo con los colores limón y magenta (a todo lo largo del cuerpo) para profilaxis. Color púrpura sobre la parte superior del pecho durante el ataque. Practíquese un examen por un "doctor competente", por ejemplo, un cardiólogo.

Arritmia (latido irregular del corazón) – Exposición sistemática de la parte frontal del cuerpo con los colores limón o magenta.

Artritis – *Severa*: Exposición sistemática con el color verde y luego añil al área afectada. *Crónica*: Exposición sistemática con el color limón y luego añil al área afectada.

Asma – *Durante* el ataque: Color púrpura a la cara, cuello y parte superior del pecho. Si no es efectivo, cambie a Anarajando - Color escarlata a la parte baja de la espalda (reciba la exposición acostado de lado y no sobre el estomago). *Entre ataques*: Exposición sistemática de la parte frontal del cuerpo con color limón, seguida del color anaranjado para la parte frontal del cuello y de la parte superior del pecho.

Furúnculos -Exposición sistemática de la parte frontal del cuerpo con el color limón, luego color anaranjado al área afectada hasta que se inicie la supuración (drenaje), entonces cambiar a violeta.

Bronquitis - Exposición sistemática de la parte frontal del cuerpo con el color turquesa, luego violeta o púrpura a la cara, cuello y parte superior del pecho (área de los pectorales).

Moretones – Color añil al área afectada tan pronto como sea posible. Luego que desaparezca el dolor, aplicar el color anaranjado al área afectada.

Quemaduras – Color añil al área afectada; podría necesitar exposición prolongada si es severa. Luego que desaparezca el dolor, aplicar una exposición sistemática con el color turquesa y luego verde al área afectada.

Cataratas - Exposición sistemática de la parte frontal del cuerpo con el color limón luego el magenta a la parte superior del pecho. Esto sirve como prevención y detención de una catarata temprana. No es efectivo para cataratas maduras.

Resfríos - Exposición sistemática de la parte frontal del cuerpo con el color verde seguida del color azul a la cara y el cuello.

Estreñimiento - Exposición sistemática de la parte frontal del cuerpo con el color limón seguida del color amarillo al área del abdomen y la pelvis. Si la condición no responde cambie al anaranjado.

Diabetes - Exposición sistemática de la parte frontal del cuerpo con el color limón y luego amarillo a todo el abdomen. La necesidad de insulina puede ser reducida. Busque la asistencia de un endocrinólogo.

Diarrea – Amarillo a toda el área del abdomen una sola vez, luego exposición sistemática de la parte frontal del cuerpo con el color turquesa. Si el amarillo no es efectivo dentro de las primeras 24 horas cambie a añil.

Somnolencia crónica - Exposición sistemática de la parte frontal y trasera del cuerpo primero con el color limón y luego con el magenta (exponer la espalda mientras se descansa de lado). Se puede utilizar el color escarlata si la presión sanguínea no es elevada.

Dolor de oídos - Exposición sistemática de la parte frontal del cuerpo con el color turquesa seguido del color anaranjado al área afectada. Si existe una infección, se podría necesitar calor y antibióticos – consultar con un doctor.

Gripe – Igual que resfríos.

Gastroenteritis (colitis, "disentería") - Exposición sistemática de la parte frontal del cuerpo con el color verde seguido del color amarillo a toda el área del abdomen y la pelvis durante dos exposiciones y luego añil a la misma área.

Pérdida de cabello - Exposición sistemática de la parte frontal del cuerpo con el color limón seguido del color anaranjado al área en donde se pierde cabello.

Fiebre del heno (alergia respiratoria) - Exposición sistemática de la parte frontal del cuerpo con el color limón luego turquesa o azul a la cara.

Migraña – Púrpura a la cara y parte superior del pecho (área de los pectorales).

Acedía - Exposición sistemática de la parte frontal del cuerpo con el color verde luego azul al cuello y parte superior del pecho.

Hipo – Anaranjado al abdomen arriba de los huesos de la cadera y añil a la parte trasera del cuello.

Impotencia - Exposición sistemática de la parte frontal del cuerpo con el color verde y luego escarlata al área genital.

Indigestión – Anaranjado a la parte baja del pecho, y todo el abdomen.

Insomnio – Color violeta a la cara.

Calambres menstruales – Anaranjado al área genital y parte baja del abdomen. Escarlata a la parte baja de la espalda mientras se descansa de lado.

Calambres musculares – Anaranjado al área afectada.

Nausea – Anaranjado a la parte baja del pecho y a la parte superior del abdomen.

Obesidad – Como un supresor del apetito: Exposición sistemática de la parte frontal del cuerpo con el color limón seguido del violeta sobre todo el abdomen.

Crecimiento de la próstata (hipertrofia benigna de la próstata) - Exposición sistemática de la parte frontal del cuerpo con el color limón seguido del color anaranjado y/o añil en la parte baja de la espalda (descansando de lado) y sobre el área genital. Existen otros tratamientos efectivos los cuales pueden ser utilizados concurrentemente como lo es el extracto de *serenoa*. Examínese con un urólogo.

Zoster – *Severo*: Exposición sistemática con el color verde seguido del añil al área afectada. *Crónico*: Violeta al área con dolor.

Inflamación de los senos nasales (sinusitis) - Exposición sistemática con el color verde seguido de azul a la cara.

Condiciones de la piel – *Humedad*: Exposición sistemática con el color turquesa hasta que se muestren señales de secarse, luego color añil al área afectada. *Escamosa*: Exposición sistemática diaria con el color limón seguida del anaranjado al área afectada hasta que comience a destilar, luego cambie al color añil.

Garganta irritada - Exposición sistemática de la parte frontal del cuerpo con el color verde luego azul a la cara y el cuello. Si la condición persiste o empeora consulte a un doctor.

Torceduras – Color añil al área afectada.

** * **

Para aumentar la efectividad del tratamiento aún más, o como un método alternativo de tratamiento cuando la exposición no es práctica, puede cargar el agua con la energía de los colores. Utilizando un recipiente de vidrio, (el cristal puro sería lo mejor), exponga el agua al color deseado por lo menos por una hora antes de beberla. Para una terapia de "espectro amplio" exponga el agua a la luz solar. Al hacerlo, utilice un vaso de cristal puro o el agua no se energizará apropiadamente.

Algunas advertencias:

* Algunas condiciones locales no responderán hasta que no se practique una exposición sistemática (de cuerpo entero).

* Cada proceso de exposición debe practicarse por lo menos durante una hora.

* Si la condición es severa, se puede practicar la exposición de forma continua.

* Evite recibir el tratamiento durante la menstruación, si es posible.

* Nunca exponga la espalda desde una posición postrada (sobre el abdomen) – siempre de lado. Todas las demás exposiciones pueden practicarse acostado sobre la espalda; esta es la posición preferida. Siempre descanse cara hacia arriba o de costado. – nunca con su rostro hacia abajo. Por razones que aún no se conocen, la terapia de colores no funciona mientras se descanso sobre el estomago.

* La habitación debe estar sombría. Evite competir con la iluminación de ventanas y lámparas. La oscuridad total no es necesaria.

* La habitación en la que se practica la exposición debe estar tibia para mejores resultados – entre más tibia mejor.

* Es mejor no leer o ver televisión durante el tratamiento, especialmente durante la exposición sistemática (de cuerpo entero). Aprenda a dormir o soñar despierto durante el tratamiento.

* Todas las exposiciones se deben aplicar directamente sobre la piel a una distancia no mayor de 18 pulgadas, excepto en las aplicaciones sistemáticas.

* Los colores más oscuros, como el añil, no se ven fácilmente sobre la piel. No permita que esto le preocupe. Lo que usted ve no es lo que usted obtiene.

* Excepto en los casos en que utilice la terapia de colores como una ayuda digestiva, permita que transcurra una hora entre la exposición y la comida.

* Utilice solamente un método de curación a la vez si es posible. Si utiliza medicamentos al mismo tiempo que practica la terapia de colores, pueden existir interacciones aunque esto no es frecuente ni común.

* Debido al efecto limpiador, puede ocurrir una irritación o diarrea la primera vez que se utilizan los colores limón, verde o turquesa.

* Cuando tenga alguna duda, comience con la exposición sistemática de la parte frontal del cuer-

po con el color verde. El color verde es el color medio del espectro y tiene un efecto de equilibrio.

* En los casos de personas extremadamente mayores o débiles, la terapia de colores podría resultar indeficiente. Existen limitaciones en todas las terapias y la muerte no puede ser evitada para siempre.

Conclusión

Ahora que leyó algo acerca de este formidable tratamiento, inténtelo usted mismo. Pronto observará que la terapia de colores es realmente maravillosa, si se aplica correctamente.

La terapia de colores ha existido durante más tiempo que la mayoría de los tratamientos médicos modernos y es más efectivo que muchos de ellos (de hecho, son más seguros). Es una verdadera lástima que esta terapia ha sido reprimida durante todos estos años. A pesar de esto el tratamiento ha sobrevivido y florecido en algunas partes del mundo. Posiblemente ahora florezca en los Estados Unidos.

Si desea recibir una exposición más detallada sobre la terapia de colores, sírvase leer el tratado de 1,000 páginas, Enciclopedia de la Espectro-Cromometría o la versión resumida del hijo de Ghadili, Darius Dinshah titulada Que Se Haga La Luz disponible de la Sociedad de la Salud Dinshah en el sitio www.dinshahhealth.org.

Anexo

El valor terapéutico de la Luz y el Color

Kate W. Baldwin, M.D., F.A.C.S.

En el esfuerzo de obtener alivio del dolor, muchas de las medidas más simples, pero poderosas, han sido omitidas mientras aceptamos lo oscuro y complicado.

La luz solar es la fuente básica de energía de todo ser viviente sobre la tierra. Prive a una planta o animal de la luz, y pronto mostrará su carencia y dejará de desarrollarse. Coloque una semilla en la tierra más fértil o a un ser humano en un palacio, obstruya toda luz, ¿Y qué sucede? Sin comida (en el sentido común del término) el hombre puede vivir muchos días; si líquidos un tiempo menor; pero no puede sobrevivir sin su atmósfera que le rodea en todo momento y a la cual le presta muy poca atención. Las fuerzas de las cuales más depende la vida están ubicadas cerca o más allá de nuestro control personal.

Durante siglos, los científicos han dedicado esfuerzos incansables para descubrir los medios para aliviar o curar las enfermedades humanas y restaurar sus funciones normales. Aún, dentro de la luz y el color olvidados, existe un poder superior al de las drogas y los sueros.

Para que todo el cuerpo funcione perfectamente, cada órgano debe encontrarse 100 por ciento perfecto. Cuando el páncreas, el hígado o cualquier otro órgano caen por debajo de lo normal, simplemente significa que los laboratorios del cuerpo no le han suministrado los materiales necesarios para trabajar, ya sea porque no están funcionando como resultado de algún desorden del mecanismo interno o porque no se les ha suministrado con los materiales necesarios. Antes de que el cuerpo pueda hacer uso de los materiales necesarios, estos deben ser separados de los desperdicios.

Cada elemento arroja una onda de color característica. El color de la onda dominante del hidrógeno es el rojo y la del oxígeno es el azul, y cada elemento arroja su color particular de onda. La luz solar, de la forma en que es recibida por el cuerpo, se separa en los colores prismáticos y su combinación como luz visible se separa al pasar por un prisma. Todo lo que se encuentre del lado rojo del espectro es más o menos estimulante, mientras que el azul es sedante. Existen muchos matices de cada color y cada uno es producido por una longitud de onda diferente. Al igual que las ondas del sonido están afinadas a cada una de ellas y producen armonía o discordia, las ondas del color pueden ser afinadas y solamente así se puede confiar en que siempre producirán los mismos resultados.

Si alguien necesita una dosis de aceite de castor, no va a una farmacia y pide un poco de cada una de las botellas en los anaqueles. Entonces, no encuentro la utilidad, en utilizar toda la luz blanca como una medida terapéutica cuando los diferentes colores pueden brindar lo necesario sin forzar al cuerpo a deshacerse de aquello para lo que no tiene uso, y podría causar más daño que bien. Si el cuerpo está enfermo debe ser restaurado con el menor esfuerzo posible. No existe un método más preciso o sencillo que brindarle el color del elemento que le hace falta, y el cuerpo, por medio de sus fuerzas radioactivas, lo absorberá restaurando su balance. *El color es la terapia más simple y más precisa jamás desarrollada.*

Durante seis años, le he prestado especial atención a la acción de los colores para restaurar las funciones corporales y estoy en capacidad de decir que después de casi 37 años de práctica hospitalaria y privada, en medicina y cirugía, puedo producir resultados más rápidos y precisos con los colores que con cualquier otra combinación de métodos – y con menos desgaste para el paciente. En muchos casos, las funciones han sido restablecidas después de que remedios clásicos han fallado. Por supuesto, la cirugía es necesaria en algunos casos, pero los resultados serán más rápidos y mejores si se utilizan los colores antes y después de la operación. Torceduras, moretones, y todo tipo de trauma responden al color como no lo hacen con ningún otro tratamiento.

Las condiciones sépticas ceden, sin importar del órgano específico. Las lesiones cardiacas, asma, fiebre del heno, neumonía, inflamaciones de los ojos, úlceras de la córnea, y cataratas son aliviadas por este tratamiento.

El tratamiento de los carbúnculos (llagas grandes y profundas en la piel) con el color es sencillo, cuando se compara con el método clásico. Una mujer con un carbúnculo en la parte de atrás del cuello, de mastoides a mastoides (de oreja a oreja) y desde la región occipital hasta la primera vértebra dorsal (en toda la extensión del cuello), se sometió a la terapia de colores después de diez días de la mejor atención médica. Desde el primer día de la aplicación del color no se necesitaron narcóticos ni sedantes. Se le ahorro mucho sufrimiento a esta paciente y se le dejó una cicatriz mínima.

Vale la pena que cada miembro de la profesión investigue sobre el uso del color en los tratamientos de quemaduras. En la mayoría de los casos, la sensación irritante causada por las fuerzas destructivas puede ser contrarrestadas en 20 ó 30 minutos, y ésta no recurre. Las quemaduras verdaderas son causadas por la acción destructiva del lado rojo del espectro, predominantemente el hidrógeno. Aplique oxígeno utilizando el lado azul del espectro y logrará aliviar la tensión nerviosa, el proceso de curación es rápido y el tejido resultante es suave y flexible.

En el caso de quemaduras extensas en una criatura de ocho años de edad, ocurrió un cese de funciones renales casi total por más de 48 horas con una temperatura de 105 a 106 grados. Se forzaron fluidos sin resultado alguno. Se aplicó el color escarlata solamente sobre el área de los riñones a una distancia de 18 pulgadas durante 20 minutos, todas las demás áreas fueron aisladas. Dos horas después la niña produjo ocho onzas de orina.

En algunos casos inusuales y extremos que no han respondido a ningún otro tratamiento, funciones normales han sido reestablecidas por medio de la terapia de colores. En este momento, no justifico el rechazar ningún caso sin intentarlo. Inclusive en los casos en que la muerte es inevitable, se puede obtener mucha comodidad para el paciente.

No existe duda alguna que la luz y el color son medios terapéuticos importantes y que su implantación será una gran ventaja para la profesión médica y los pacientes. (Se le agregó énfasis.)

Revista de Medicina del Atlántico, abril 1927.

Nota: ¡Este formidable informe es tan auténtico y útil como lo fue hace 75 años! – William Campbell Douglass II, MD.

Filtros de Color Roscolene
Para ser Utilizados con la Terapia de Color
del Espectro-Cromo

Ordene su juego completo de filtros Roscolene (en 3 tamaños distintos) para ser utilizado con la terapia "Coloréame Saludable" Los once filtros Roscolene son # 809, 810, 818, 826, 828, 832, 859, 861, 866, 871, y 877. Los filtros vienen con hojas separadoras protectoras entre cada filtro. Los nombres de los colores y los filtros Roscolene son utilizados para producir ese color particular. Están impresos en una tarjeta incluida con los filtros y un juego de instrucciones de cómo ajustarlos a la lámpara.

Estos 11 filtros Roscolene son especialmente escogidos para el sistema Espectro-Cromo y son identificados por los números 809, 810, 818, 826, 828, 832, 859, 861, 866, 871 y 877.

Hay tres tamaños disponibles para ajustarse a cualquier requerimiento del proyector

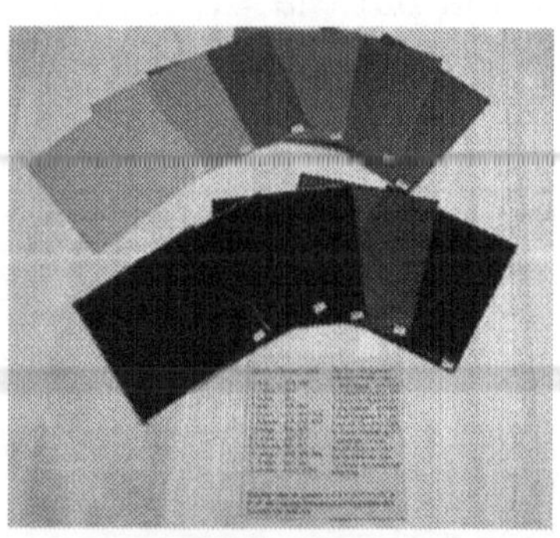

4" x 4"..............$ $21.89 por juego más gastos de envío (Item # 9962-636-XX-X)

6.5" x 6.5".........$ $36.89 por juego más gastos de envío (Item # 9962-636-YY-Y)

8" x 8"..............$ $51.89 por juego más gastos de envío (Item # 9962-636-ZZ-Z)

La Paradoja del fumador
¡Los Beneficios a la Salud derivados del Tabaco!

Los beneficios de fumar tabaco han sido de conocimiento común por siglos. Desde agudeza mental hasta mantener el peso óptimo. Los riesgos relativamente pequeños de fumar han pesado siempre o más por el mejoramiento sustancial a la salud mental y física. Los ataques histéricos en contra del tabaco continuarán, sin embargo los fumadores siempre contrapesan lo bueno de lo malo y fuman o dejan de fumar de acuerdo con sus preferencias personales. Ahora, la misma empresa anti-tabaco que ha gastado billones endemoniando en el placer de fumar ha proporcionado razones adicionales para continuar haciendolo. Desde los Síndromes de Alzheimer, Parkinson, Tourette, hasta la esquizofrenia y la adicción a la cocaína son desórdenes que son aliviados con el tabaco. Agregue, a la aún inconclusa indicación de que el tabaco ayuda a prevenir el cáncer del colon y prostático, además del respaldo de fumar tabaco por recomendación médica, son buenas noticias, para los fumadores, así como también para los no fumadores. Por supuesto que la revelación de que el tabaco es bueno para usted es arruinada por la industria farmacéutica que planea sustituir la planta de tabaco natural relativamente barata con sus carísimos e inefectivos sustitutos de nicotina. Aún así, cuando todo esté dicho, las revelaciones positivas con respecto al tabaco son muy buenas razones, en efecto, para seguir encendiendo esos cigarros – pero ¡sólo 4 al día!

Acerca del Doctor
William Campbell Douglass II

El Dr. Douglass revela verdades médicas y decepciones con el riesgo en la mayoría de las veces de ser etiquetado de herético. A él le consume la pasión de vivir una larga y saludable vida y quiere que sus lectores compartan esa pasión. Su salud y bienestar son primeros. El es anti-dogmático y firme en su dedicación para mejorar la calidad de vida de sus lectores. Ha sido llamado "la conciencia de la medicina moderna" este "inconformista médico" ha sido postulado para "Doctor del Año" (1985) por la Federación Nacional de la Salud. Sus experiencias médicas han sido de gran alcance -desde erradicar la malaria en América Central - hasta combatir epidemias mortales en su propia clínica médica en Africa - Volar con los miembros de la Marina de los Estados Unidos como cirujano - trabajar por 10 años en medicina de emergencia en los Estados Unidos. Estas experiencias de aprendizaje, sin dejar de mencionar su habilidad aguda e ingenio hacen los boletines (*Daily Dose* y *Real Health*) y libros del Dr. Douglass extraordinariamente interesantes y a la vez divertidos de leer. El comparte su acercamiento a la asistencia médica sin adornos, sin tonterías, y a menudo sorprendiendo a sus lectores diciéndoles que ignoren muchas de las extensamente exageradas prácticas de buena salud (como alejarse de la carne roja, evitar el café o comer como un pájaro) y comenzar a vivir nuevamente comiendo comida DE VERDAD, tomando suplementos no costosos y haciendo las cosas que dan placer y que hacen que la vida sea más placentera. Los lectores obtienen todo esto, y encima aprenden a quemar grasa, prevenir el cáncer, aumentar la libido y mucho más. Este controversial galeno no teme retar los últimos estudios que salen y comparte la historia real con sus lectores. El Dr. William C. Douglass ha llevado una vida llena de color, rebeliones y cruzadas. No muchos médicos se atreverían a poner su reputación profesional en la línea de fuego tantas veces como este valiente curador lo ha hecho. Un oponente vocal a la medicina de "negocios como de costumbre", el Dr. Douglass ha defendido los derechos de los pacientes y el compromiso médico al bienestar a todo lo largo de su carrera. Este médico dedicado, en repetidas ocasiones ha ido más allá del llamado del deber en su trabajo para esparcir la verdad acerca de las terapias alternativas, Durante un año completo enfrentó dificultades económicas y físicas para trabajar con médicos del Instituto Pasteur en St. Petesburg, Rusia, donde eran dirigidas las investigaciones avanzadas en fotoluminiscencia. El Dr. Douglass proviene de una familia distinguida de médicos. El es la cuarta generación de los Douglass en practicar la medicina y su hijo también es doctor. Graduado de la Universidad de Rochester, La Escuela de Medicina de Miami y de la Escuela Naval de Aviación y Medicina Espacial de Estados Unidos de America.

About Doctor William Campbell Douglass II

Dr. Douglass reveals medical truths, and deceptions, often at risk of being labeled heretical. He is consumed by a passion for living a long healthy life, and wants his readers to share that passion. Their health and well-being comes first. He is anti-dogmatic, and unwavering in his dedication to improve the quality of life of his readers. He has been called "the conscience of modern medicine," a "medical maverick," and has been voted "Doctor of the Year" by the National Health Federation. His medical experiences are far reaching-from battling malaria in Central America - to fighting deadly epidemics at his own health clinic in Africa - to flying with U.S. Navy crews as a flight surgeon - to working for 10 years in emergency medicine here in the States. These learning experiences, not to mention his keen storytelling ability and wit, make Dr. Douglass' newsletters (Daily Dose and Real Health) and books uniquely interesting and fun to read. He shares his no-frills, no-bull approach to health care, often amazing his readers by telling them to ignore many widely-hyped good-health practices (like staying away from red meat, avoiding coffee, and eating like a bird), and start living again by eating REAL food, taking some inexpensive supplements, and doing the pleasurable things that make life livable. Readers get all this, plus they learn how to burn fat, prevent cancer, boost libido, and so much more. And, Dr. Douglass is not afraid to challenge the latest studies that come out, and share the real story with his readers. Dr. William C. Douglass has led a colorful, rebellious, and crusading life. Not many physicians would dare put their professional reputations on the line as many times as this courageous healer has. A vocal opponent of "business-as-usual" medicine, Dr. Douglass has championed patients' rights and physician commitment to wellness throughout his career. This dedicated physician has repeatedly gone far beyond the call of duty in his work to spread the truth about alternative therapies. For a full year, he endured economic and physical hardship to work with physicians at the Pasteur Institute in St. Petersburg, Russia, where advanced research on photoluminescence was being conducted. Dr. Douglass comes from a distinguished family of physicians. He is the fourth generation Douglass to practice medicine, and his son is also a physician. Dr. Douglass graduated from the University of Rochester, the Miami School of Medicine, and the Naval School of Aviation and Space Medicine.

You want to protect those you love from the health dangers the authorities aren't telling you about, and learn the incredible cures that they've scorned and ignored?
Subscribe to the free Daily Dose updates "...the straight scoop about health, medicine, and politics." by sending an e-mail to real_sub@agoramail.net with the word "subscribe" in the subject line.

Dr. William Campbell Douglass'
Real Health:

Had Enough?

Enough turkey burgers and sprouts?

Enough forcing gallons of water down your throat?

Enough exercising until you can barely breathe?

Before you give up everything just because "everyone" says it's healthy...

Learn the facts from Dr. William Campbell Douglass, medicine's most acclaimed myth-buster. In every issue of Dr. Douglass' Real Health newsletter, you'll learn shocking truths about "junk medicine" and how to stay healthy while eating eggs, meat and other foods you love.

With the tips you'll receive from Real Health, you'll see your doctor less, spend a lot less money and be happier and healthier while you're at it. The road to Real Health is actually easier, cheaper and more pleasant than you dared to dream.

Subscribe to Real Health today by calling 1-800-981-7162 or visit the Real Health web site at www.realhealthnews.com.
Use promotional code : DRHBDZZZ

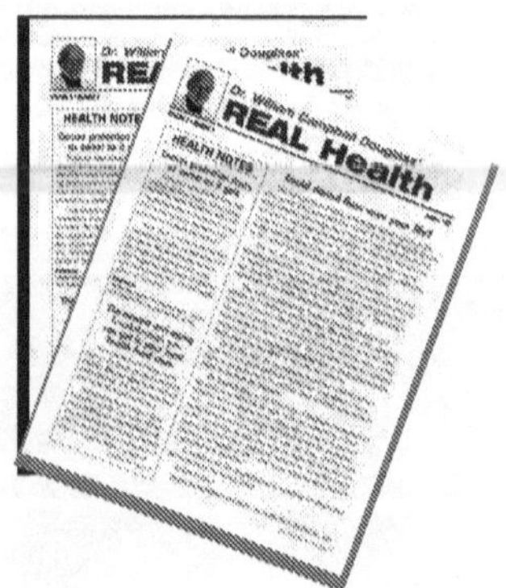

If you knew of a procedure that could save thousands, maybe millions, of people dying from AIDS, cancer, and other dreaded killers....

Would you cover it up?

It's unthinkable that what could be the best solution ever to stopping the world's killer diseases is being ignored, scorned, and rejected. But that is exactly what's happening right now.

The procedure is called "photoluminescence". It's a thoroughly tested, proven therapy that uses the healing power of the light to perform almost miraculous cures.

This remarkable treatment works its incredible cures by stimulating the body's own immune responses. That's why it cures so many ailments--and why it's been especially effective against AIDS! Yet, 50 years ago, it virtually disappeared from the halls of medicine.

Why has this incredible cure been ignored by the medical authorities of this country? You'll find the shocking answer here in the pages of this new edition of Into the Light. Now available with the blood irradiation Instrument Diagram and a complete set of instructions for building your own "Treatment Device". Also includes details on how to use this unique medical instrument.

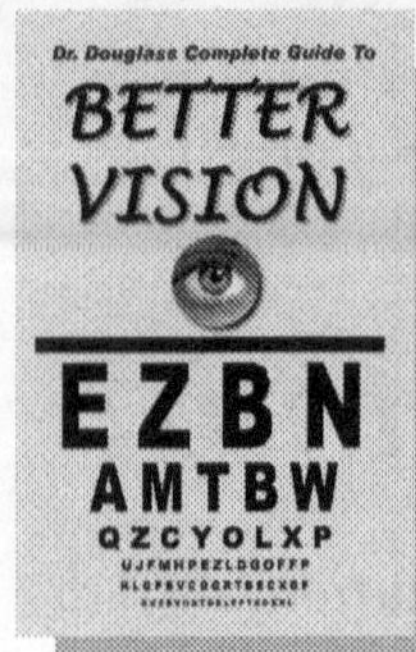

Dr. Douglass' Complete Guide to Better Vision

A report about eyesight and what can be done to improve it naturally. But I've also included information about how the eye works, brief descriptions of various common eye conditions, traditional remedies to eye problems, and a few simple suggestions that may help you maintain your eyesight for years to come.

-William Campbell Douglass II, MD

The Hypertension Report.
Say Good Bye to High Blood Pressure.

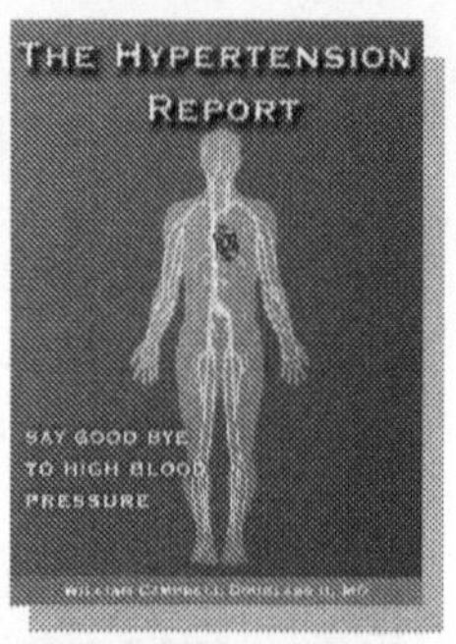

An estimated 50 million Americans have high blood pressure. Often called the "silent killer" because it may not cause symptoms until the patient has suffered serious damage to the arterial system. Diet, exercise, potassium supplements chelation therapy and practically anything but drugs is the way to go and alternatives are discussed in this report.

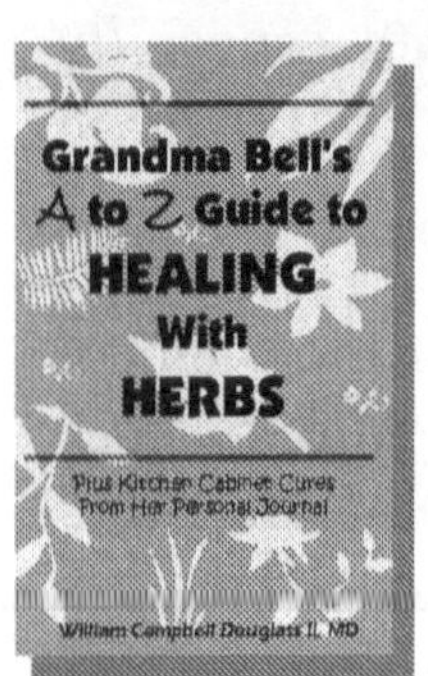

Grandma Bell's A To Z Guide To Healing With Herbs.

This book is all about - coming home. What I once believed to be old wives' tales - stories long destroyed by the new world of science - actually proved to be the best treatment for many of the common ailments you and I suffer through. So I put a few of them together in this book with the sincere hope that Grandma Bell's wisdom will help you recover your common sense, and take responsibility for your own health.

-William Campbell Douglass II, MD

Prostate Problems:
Safe, Simple, Effective Relief for Men over 50.

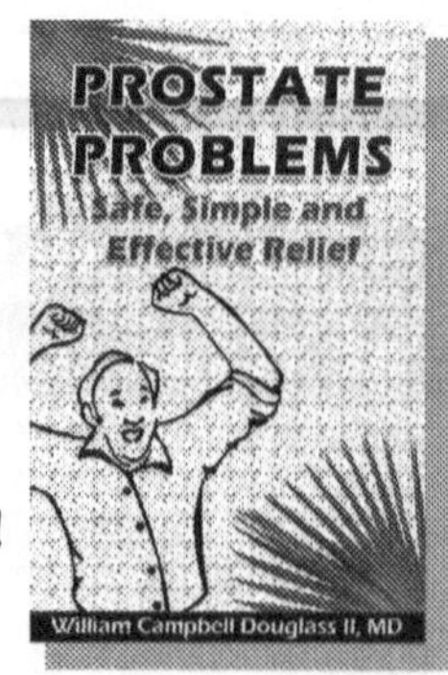

Don't be frightened into surgery or drugs you may not need. First, get the facts about prostate problems... know all your options, so you can make the best decisions. This fully documented report explains the dangers of conventional treatments, and gives you alternatives that could save you more than just money!

Color me Healthy
The Healing Powers of Colors

"He's crazy!"
"He's got to be a quack!"
"Who gave this guy his medical license?"
"He's a nut case!"

In case you're wondering, those are the reactions you'll probably get if you show your doctor this report. I know the idea of healing many common ailments simply by exposing them to colored light sounds far-fetched, but when you see the evidence, you'll agree that color is truly an amazing medical breakthrough.

When I first heard the stories,
I reacted much the same way.
But the evidence so
convinced me, that I had to
try color therapy in my practice.
My results were truly amazing.

-William Campbell Douglass II, MD

Order your complete set of Roscolene filters (choice of 3 sizes) to be used with the "Color Me Healthy" therapy. The eleven Roscolene filters are # 809, 810, 818, 826, 828, 832, 859, 861, 866, 871, and 877. The filters come with protective separator sheets between each filter. The color names and the Roscolene filter(s) used to produce that particular color, are printed on a card included with the filtersand a set of instructions on how to fit them to a lamp.

What Is Going on Here?

Peroxides are supposed to be bad for you. Free radicals and all that. But now we hear that hydrogen peroxide is good for us. Hydrogen peroxide will put extra oxygen in your blood. There's no doubt about that. Hydrogen peroxide costs pennies. So if you can get oxygen into the blood cheaply and safely, maybe cancer (which doesn't like oxygen), emphysema, AIDS, and many other terrible diseases can be treated effectively. Intravenous hydrogen peroxide rapidly relieves allergic reactions, influenza symptoms, and acute viral infections.

No one expects to live forever. But we would all like to have a George Burns finish. The prospect of finishing life in a nursing home after abandoning your tricycle in the mobile home park is not appealing. Then comes the loss of control of vital functions the ultimate humiliation. Is life supposed to be from tricycle to tricycle and diaper to diaper? You come into this world crying, but do you have to leave crying? I don't believe you do. And you won't either after you see the evidence. Sounds too good to be true, doesn't it? Read on and decide for yourself.

-William Campbell Douglass II, MD

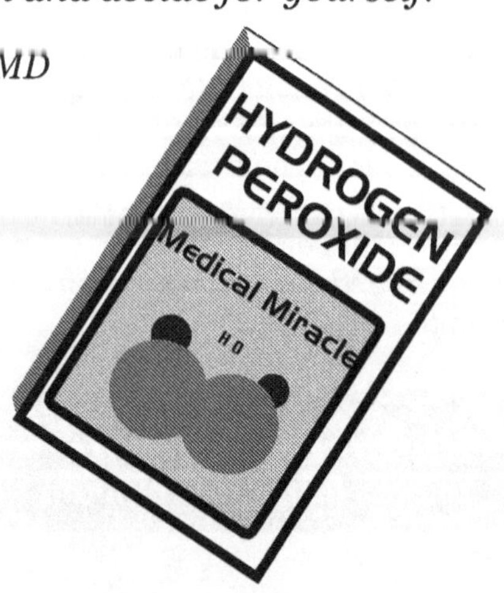

Don't drink your milk!

If you knew what we know about milk... BLEECHT! All that pasteurization, homogenization and processing is not only cooking all the nutrients right out of your favorite drink. It's also adding toxic levels of vitamin D.

This fascinating book tells the whole story about milk. How it once was nature's perfect food...how "raw," unprocessed milk can heal and boost your immune system ... why you can't buy it legally in this country anymore, and what we could do to change that.

Dr. "Douglass traveled all over the world, tasting all kinds of milk from all kinds of cows, poring over dusty research books in ancient libraries far from home, to write this light-hearted but scientifically sound book.

Rhino Publishing, S.A.
www.rhinopublish.com

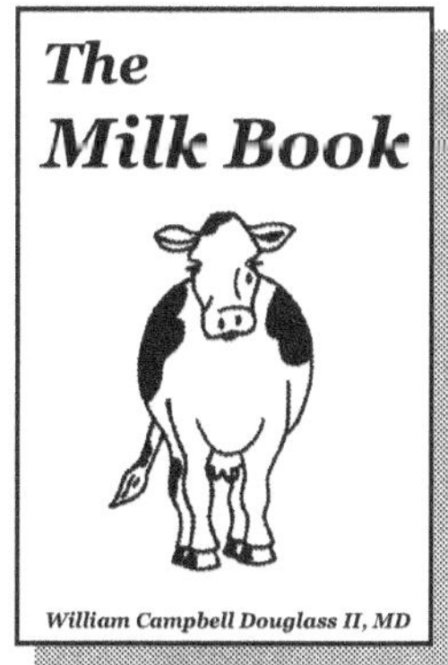

Eat Your Cholesterol!

Eat Meat, Drink Milk, Spread The Butter And Live Longer!
How to Live off the Fat of the Land and Feel Great.

Americans are being saturated with anti-cholesterol propaganda. If you watch very much television, you're probably one of the millions of Americans who now has a terminal case of cholesterol phobia. The propaganda is relentless and is often designed to produce fear and loathing of this worst of all food contaminants. You never hear the food propagandists bragging about their product being fluoride-free or aluminum-free, two of our truly serious food-additive problems. But cholesterol, an essential nutrient, not proven to be harmful in any quantity, is constantly pilloried as a menace to your health. If you don't use corn oil, Fleischmann's margarine, and Egg Beaters, you're going straight to atherosclerosis hell with stroke, heart attack, and premature aging -- and so are your kids. Never feel guilty about what you eat again! Dr. Douglass shows you why red meat, eggs, and dairy products aren't the dietary demons we're told they are. But beware: This scientifically sound report goes against all the "common wisdom" about the foods you should eat. Read with an open mind.

Rhino Publishing, S.A.
www.rhinopublish.com

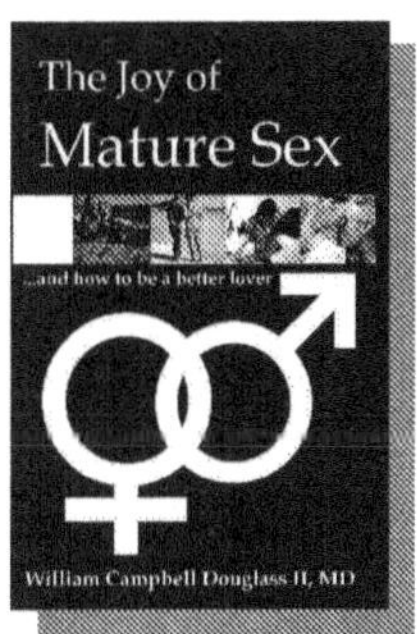

The Joy of Mature Sex and How to Be a Better Lover

Humans are very confused about what makes good sex. But I believe humans have more to offer each other than this total licentiousness common among animals. We're talking about mature sex. The kind of sex that made this country great.

Stop Aging or Slow the Process How Exercise With Oxygen Therapy (EWOT) Can Help

EWOT (pronounced ee-watt) stands for Exercise With Oxygen Therapy. This method of prolonging your life is so simple and you can do it at home at a minimal cost. When your cells don't get enough oxygen, they degenerate and die and so you degenerate and die. It's as simple as that.

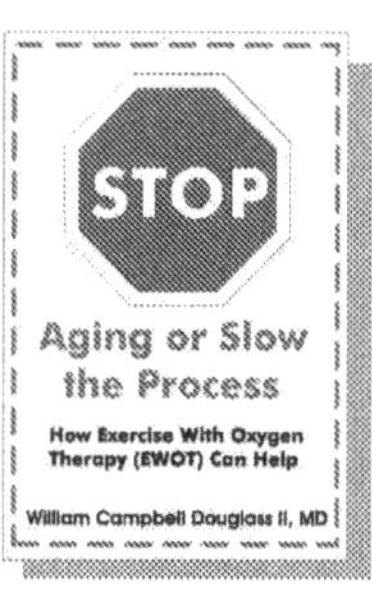

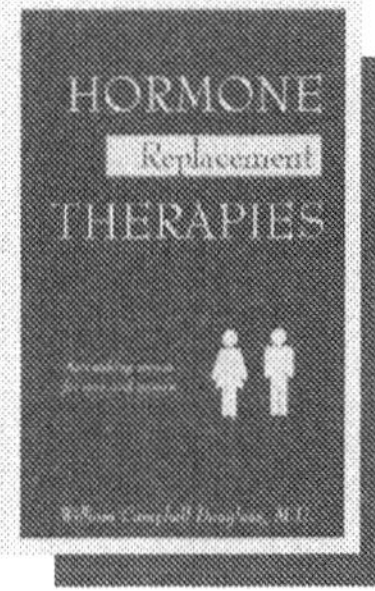

Hormone Replacement Therapies: Astonishing Results For Men And Women

It is accurate to say that when the endocrine glands start to fail, you start to die. We are facing a sea change in longevity and health in the elderly. Now, with the proper supplemental hormones, we can slow the aging process and, in many cases, reverse some of the signs and symptoms of aging.

Add 10 Years to Your Life With some "best of" Dr. Douglass' writings.

To add ten years to your life, you need to have the right attitude about health and an understanding of the health industry and what it's feeding you. Following the established line on many health issues could make you very sick or worse! Achieve dynamic health with this collection of some of the "best of" Dr. Douglass' newsletters.

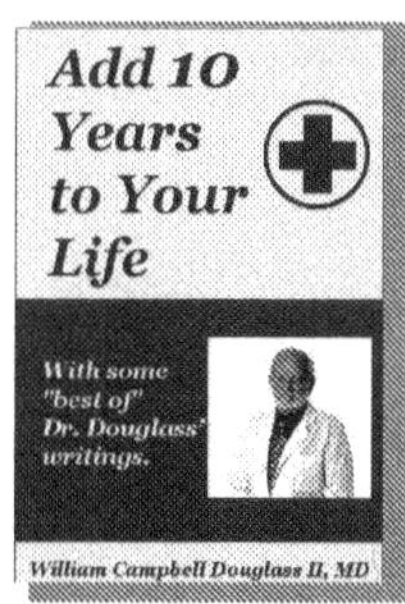

PAINFUL DILEMMA

Are we fighting the wrong war?

We are spending millions on the war against drugs while we
should be fighting the war against pain with those drugs!

As you will read in this book, the war on drugs was lost a long time ago and,
when it comes to the war against pain, pain is winning! An article in USA Today
(11/20/02) reveals that dying patients are not getting relief from pain. It seems
the doctors are torn between fear of the government, certainly justified, and a
clinging to old and out dated ideas about pain, which is NOT justified.

A group called Last Acts, a coalition of health-care groups, has released a very
discouraging study of all 50 states that nearly half of the 1.6 million Americans
living in nursing homes suffer from untreated pain. They said that life was being
extended but it amounted to little more than "extended pain and suffering."

This book offers insight into the history of pain treatment and the current failed
philosophies of contemporary medicine. Plus it describes some of today's most
advanced treatments for alleviating certain kinds of pain. This book is not another
"self-help" book touting home remedies; rather, Painful Dilemma: Patients in
Pain -- People in Prison, takes a hard look at where we've gone wrong and what
we (you) can do to help a loved one who is living with chronic pain.

The second half of this book is a must read if you value your freedom. We now
have the ridiculous and tragic situation of people
in pain living in a government-created hell by
restriction of narcotics and people in prison for
trying to bring pain relief by the selling of
narcotics to the suffering. The end result of the
"war on drugs" has been to create the greatest
and most destructive cartel in history, so great,
in fact, that the drug Mafia now controls most
of the world economy.

Live the Adventure!

Why would anyone in their right mind put everything they own in storage and move to Russia, of all places?! But when maverick physician Bill Douglass left a profitable medical practice in a peaceful mountaintop town to pursue "pure medical truth".... none of us who know him well was really surprised.

After All, anyone who's braved the outermost reaches of darkest Africa, the mean streets of Johannesburg and New York, and even a trip to Washington to testify before the Senate, wouldn't bat and eye at ducking behind the Iron Curtain for a little medical reconnaissance!

Enjoy this imaginative, funny, dedicated man's tales of wonder and woe as he treks through a year in St. Petersburg, working on a cure for the world's killer diseases. We promise --

YOU WON'T BE BORED!

THE SMOKER'S PARADOX
THE HEALTH BENEFITS OF TOBACCO!

The benefits of smoking tobacco have been common knowledge for centuries. From sharpening mental acuity to maintaining optimal weight, the relatively small risks of smoking have always been outweighed by the substantial improvement to mental and physical health. Hysterical attacks on tobacco notwithstanding, smokers always weigh the good against the bad and puff away or quit according to their personal preferences. Now the same anti-tobacco enterprise that has spent billions demonizing the pleasure of smoking is providing additional reasons to smoke. Alzheimer's, Parkinson's, Tourette's Syndrome, even schizophrenia and cocaine addiction are disorders that are alleviated by tobacco. Add in the still inconclusive indication that tobacco helps to prevent colon and prostate cancer and the endorsement for smoking tobacco by the medical establishment is good news for smokers and non-smokers alike. Of course the revelation that tobacco is good for you is ruined by the pharmaceutical industry's plan to substitute the natural and relatively inexpensive tobacco plant with their overpriced and ineffective nicotine substitutions. Still, when all is said and done, the positive revelations regarding tobacco are very good reasons indeed to keep lighting those cigars - but only 4 a day!

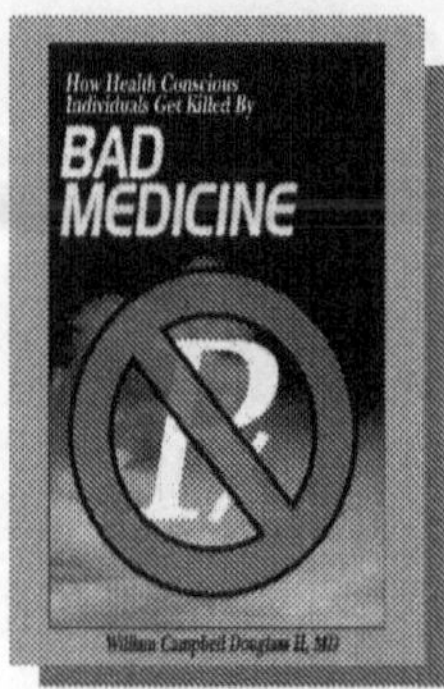

Bad Medicine
How Individuals Get Killed By Bad Medicine.

Do you really need that new prescription or that overnight stay in the hospital? In this report, Dr. Douglass reveals the common medical practices and misconceptions endangering your health. Best of all, he tells you the pointed (but very revealing!) questions your doctor prays you never ask. Interesting medical facts about popular remedies are revealed.

Dangerous Legal Drugs
The Poisons in Your Medicine Chest.

If you knew what we know about the most popular prescription and over-the-counter drugs, you'd be sick. That's why Dr. Douglass wrote this shocking report about the poisons in your medicine chest. He gives you the low-down on different categories of drugs. Everything from painkillers and cold remedies to tranquilizers and powerful cancer drugs.

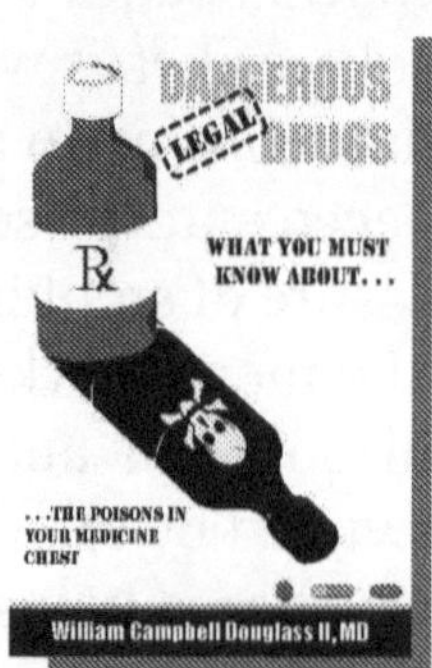

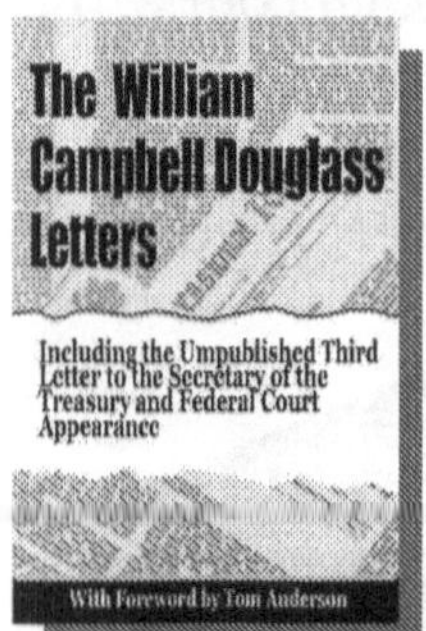

The William Campbell Douglass Letters.
Expose of Government Machinations
(Vietnam War).

THE WILLIAM CAMPBELL DOUGLASS LETTERS. Dr. Douglass' Defense in 1968 Tax Case and Expose of Government Machinations during the Vietnam War.

The Eagle's Feather. A Novel of
International Political Intrigue.

Although The Eagle's Feather is a work of fiction set in the 1970's, it is built, as with most fiction, on a framework of plausibility and background information. This is a fiction book that could not have been written were it not for various ominous aspects, which pose a clear and present danger to the security of the United States.

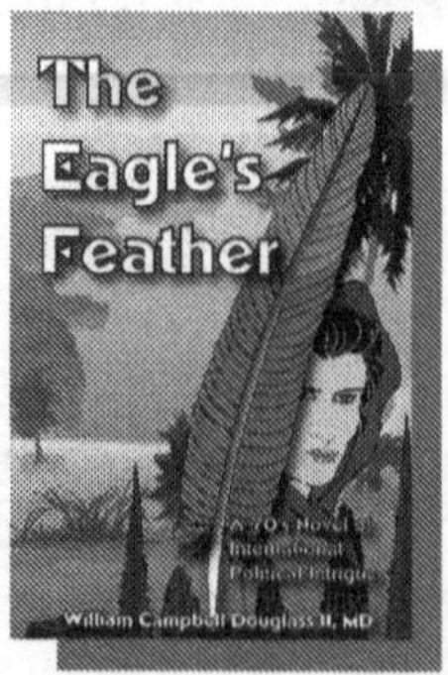

<table>
<tr><td>

Rhino Publishing

</td><td>

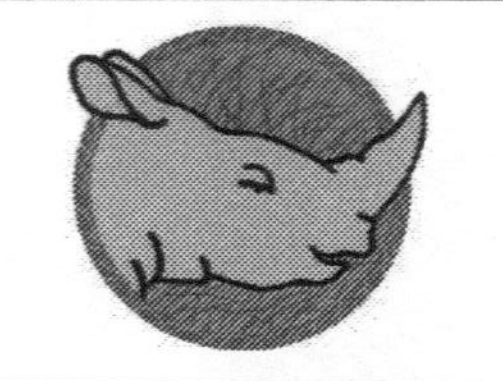

</td><td>

ORDER FORM

</td></tr>
</table>

PURCHASER INFORMATION

Purchaser's Name (Please Print): _______________________________________

Shipping Address (Do not use a P.O. Box): _______________________________

City: ________________ State/Prov.: ________________ Country: ________________

Zip/Postal Code: ____________ Telephone No.: ________________ Fax No.: ________________

E-Mail Address (if interested in receiving free e-Books when available): ________________

CREDIT CARD INFO (CIRCLE ONE):
MASTERCARD, VISA, AMERICAN EXPRESS, DISCOVER, JCB, DINER'S CLUB, CARTE BLANCHE.

Charge my Card -> Number #:_______________________________ Exp.:____________

***Security Code:** ___________ * Required for all MasterCard, Visa and American Express purchases. For your security, we require that you enter your card's verification number. The verification number is also called a CCV number. This code is the 3 digits farthest right in the signature field on the back of your VISA/MC, or the 4 digits to the right on the front of your American Express card. Your credit card statement will show **a different name than Rhino Publishing** as the vendor.

WE DO NOT share your private information, we use 3rd party credit card processing service to process your order only.

ADDITIONAL INFORMATION

If your shipping address is not the same as your credit card billing address, please indicate your card billing address here.

____ Type of card: ____
Name on the card

Billing Address: ____

City: _____________________ State/Prov.: _____________________ Zip/Postal Code: _____________________

Fax a copy of this order to:
RHINO PUBLISHING, S.A.
1-888-317-6767 or International #: + 416-352-5126

To order by mail, send your payment by first class mail only to the following address. Please include a copy of this order form. Make your check or bank drafts (NO postal money order) payable to RHINO PUBLISHING, S.A. and mail to:

Rhino Publishing, S.A.
Attention: PTY 5048
P.O. Box 025724
Miami, FL.
USA 33102

Digital E-books also available online: www.rhinopublish.com

Rhino Publishing

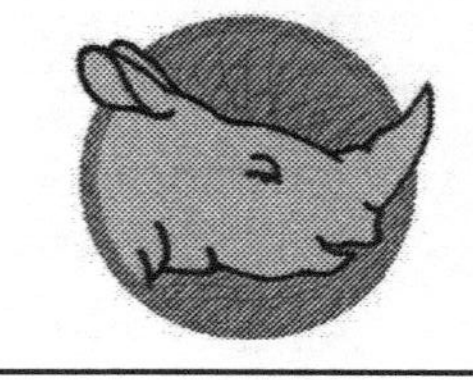

ORDER FORM

Purchaser's Name (Please Print): _______________________

I would like to order the following paperback book of Dr. Douglass (Alternative Medicine Books):

___	X	9962-636-04-3	Add 10 Years to Your Life. With some "best of" Dr. Douglass writings.	$13.99	$______
___	X	9962-636-07-8	AIDS and Biological Warfare. What They Are Not Telling You!	$17.99	$______
___	X	9962-636-09-4	Bad Medicine. How Individuals Get Killed By Bad Medicine.	$11.99	$______
___	X	9962-636-10-8	Color Me Healthy. The Healing Power of Colors.	$11.99	$______
___	X	9962-636 -XX-X	Color Filters for Color Me Healthy. 11 Basic Roscolene Filters for Lamps.	$21.89	$______
___	X	9962-636-15-9	Dangerous Legal Drugs. The Poisons in Your Medicine Chest.	$13.99	$______
___	X	9962-636-18-3	Dr. Douglass' Complete Guide to Better Vision. Improve eyesight naturally.	$11.99	$______
___	X	9962-636-19-1	Eat Your Cholesterol! How to Live off the Fat of the Land and Feel Great.	$11.99	$______
___	X	9962-636-12-4	Grandma Bel's A To Z Guide To Healing. Her Kitchen Cabinet Cures.	$14.99	$______
___	X	9962-636-22-1	Hormone Replacement Therapies. Astonishing Results For Men & Women	$11.99	$______
___	X	9962-636-25-6	Hydrogen Peroxide: One of the Most Underused Medical Miracle.	$15.99	$______
___	X	9962-636-27-2	Into the Light New Edition with Blood Irradiation Instrument Instructions.	$19.99	$______
___	X	9962-636-54-X	Milk Book. The Classic on the Nutrition of Milk and How to Benefit from it.	$17.99	$______

__	X	9962-636-00-0	Painful Dilemma - Patients in Pain - People in Prison.	$17.99	$______
___	X	9962-636-32-9	Prostate Problems. Safe, Simple, Effective Relief for Men over 50.	$11.99	$______
___	X	9962-636-34-5	St. Petersburg Nights. Enlightening Story of Life and Science in Russia.	$17.99	$______
___	X	9962-636-37-X	Stop Ag ng or Slow the Process. Exercise With Oxygen Therapy Can Help.	$11.99	$______
___	X	9962-636-60-4	The Hypertension Report. Say Good Bye to High Blood Pressure.	$11.99	$______
___	X	9962-636-48-5	The Joy of Mature Sex and How to Be a Better Lover...	$13.99	$______
___	X	9962-636-43-4	The Smoker's Paradox: Health Benefits of Tobacco.	$14.99	$______

Political Books:

___	X	9962-636-40-X	The Eagle's Feather. A 70's Novel of International Political Intrigue.	$15.99	$______
___	X	9962-636-46-9	The W. C. D. Letters. Expose of Government Machinations (Vietnam War).	$11.99	$______
			SUB-TOTAL:		$______

	ADD $5.00 HANDLING FOR YOUR ORDER:		$ 5.00	$ 5.00
___ X	ADD $2.50 SHIPPING FOR EACH ITEM ON ORDER:		$ 2.50	$______
	NOTE THAT THE MINIMUM SHIPPING AND HANDLING IS $7.50 FOR 1 BOOK ($5.00 + $2.50)			
	For order shipped outside the US, add $5.00 per item			
___ X	ADD $5.00 S. & H. OR EACH ITEM ON ORDER (INTERNATIONAL ORDERS ONLY)		$ 5.00	$______
	Allow up to 21 days for delivery (we will call you about back orders if any)			
	TOTAL:			$______

**Fax a copy of this order to: 1-888-317-6767 or Int'l + 416-352-5126
or mail to: Rhino Publishing, S.A. Attention: PTY 5048 P.O. Box 025724, Miami, FL., 33102 USA
Digital E-books also available online: www.rhinopublish.com**